# 50 Recetas Para Remover y Prevenir Verrugas y Hongos:

## Remueva las Verrugas y Hongos Rápidamente y Sin Dolor a Través de Alimentos Naturales

Por

**Joe Correa CSN**

# DERECHOS DE AUTOR

Esta publicación está diseñada para proveer información precisa y autoritaria respecto al tema en cuestión. Es vendido con el entendimiento de que ni el autor ni el editor están envueltos en brindar consejo médico. Si éste fuese necesario, consultar con un doctor. Este libro es considerado una guía y no debería ser utilizado en ninguna forma perjudicial para su salud. Consulte con un médico antes de iniciar este plan nutricional para asegurarse que sea correcto para usted.

## RECONOCIMIENTOS

Este libro está dedicado a mis amigos y familiares que han tenido una leve o grave enfermedad, para que puedan encontrar una solución y hacer los cambios necesarios en su vida.

# 50 Recetas Para Remover y Prevenir Verrugas y Hongos:

Remueva las Verrugas y Hongos Rápidamente y Sin Dolor a Través de Alimentos Naturales

Por

**Joe Correa CSN**

# CONTENIDOS

## ACERCA DEL AUTOR

Luego de años de investigación, honestamente creo en los efectos positivos que una nutrición apropiada puede tener en el cuerpo y la mente. Mi conocimiento y experiencia me han ayudado a vivir más saludablemente a lo largo de los años y los cuales he compartido con familia y amigos. Cuanto más sepa acerca de comer y beber saludable, más pronto querrá cambiar su vida y sus hábitos alimenticios.

La nutrición es una parte clave en el proceso de estar saludable y vivir más, así que empiece ahora. El primer paso es el más importante y el más significativo.

# INTRODUCCION

50 Recetas Para Remover y Prevenir Verrugas y Hongos: Remueva las Verrugas y Hongos Rápidamente y Sin Dolor a Través de Alimentos Naturales

Por Joe Correa CSN

La mayoría de las personas, al menos una vez en su vida, sufren de esta condición irritante e incluso dolorosa, usualmente causada por el virus de papiloma humano (HPV). La manifestación y aparición de verrugas y hongos depende mayoritariamente de la causa y el área afectada. Las verrugas y hongos pueden aparecer casi en cualquier parte del cuerpo, pero usualmente escogen lugares húmedos como cortes pequeños o abrasiones en los dedos, manos y pies. En la mayoría de los casos, no provocan dolor, pero a veces pueden causar una seria picazón e irritación de la piel.

La pregunta principal respecto a las verrugas y hongos es qué causa su desarrollo. La respuesta puede ser bastante engañosa, ya que hay muchos factores diversos que contribuyen a esta infección viral. Las verrugas y los hongos son extremadamente contagiosos y pueden ser transmitidos fácilmente de una persona a otra, o incluso de una parte del cuerpo a otra, especialmente en cortes pequeños u otras partes dañadas de la piel. Tampoco parecen escoger un grupo etario específico, pero en la mayoría de los casos, los niños son especialmente vulnerables y expuestos a su desarrollo.

Hay, sin embargo, un par de cosas que puede hacer para prevenir esta infección viral. Lo más importante es mantener un apropiado cuidado de las manos e higiene. Esta regla va específicamente para raspones y heridas abiertas, que son propensas a infecciones.

Otro factor importante es definitivamente su dieta. Una dieta saludable fortalecerá su sistema inmune y lo hará lo suficientemente fuerte para combatir estas infecciones, lo cual es crucial para la remoción de verrugas y hongos. Los alimentos ricos en vitamina C han sido probados en ayudar y prevenir esta condición. Las frutas cítricas, pimientos y bayas deberían ser consumidos diariamente. Otro mineral importante es el Zinc. Puede ser encontrado en alimentos como semillas (especialmente de calabaza), carne y garbanzos. Los alimentos ricos en pro-bióticos están repletos de bacteria buena, y le ayudarán a restaurar su balance natural. Estas comidas incluyen productos lácteos como el yogurt, queso y vegetales fermentados. Los vegetales de hoja verde, repletos de vitamina A, son siempre una buena opción para fortalecer el sistema inmune. Como un bocadillo, elija comidas ricas en selenio. Este antioxidante sorprendente es vital para el sistema inmune y puede ser encontrado en varios frutos secos, especialmente las nueces brasileras. Un puñado de ellas le servirá como un bocadillo perfecto y saludable, y lo protegerá contra este problema molesto.

Teniendo esto en mente, he creado esta colección de recetas de alimentos, que está basada en estos alimentos saludables y le ayudarán a mejorar su sistema inmune y prevenir estas infecciones de una vez por todas.

# 50 RECETAS PARA REMOVER Y PREVENIR VERRUGAS Y HONGOS: REMUEVA LAS VERRUGAS Y HONGOS RÁPIDAMENTE Y SIN DOLOR A TRAVÉS DE ALIMENTOS NATURALES

## 1.    Omelette de Zanahoria

**Ingredientes:**

5 huevos grandes, batidos

1 zanahoria grande, en rodajas

1 cucharada de perejil fresco, picado

2 cucharadas de chalotes, picados

1 cebolla pequeña, picada

2 cucharaditas de manteca

1 cucharada de leche sin nata

1 cucharadita de Sal Himalaya

¼ cucharadita de pimienta negra, molida

## Preparación:

Combinar los huevos, leche, sal y pimienta en un tazón. Mezclar bien para combinar y dejar a un lado.

Derretir la manteca en una sartén grande a fuego medio/alto. Añadir la zanahoria y cocinar por 3 minutos. Agregar los chalotes y cocinar 1 minuto más, revolviendo constantemente.

Verter la mezcla de huevo y rociar con perejil. Cocinar por 3 minutos, y rotar el omelette. Continuar cocinando por 2 minutos más y remover del fuego. Doblar y servir inmediatamente.

**Información nutricional por porción:** Kcal: 253, Proteínas: 17.1g, Carbohidratos: 10.1g, Grasas: 16.3g

## 2. Curry de Tomate y Porotos

**Ingredientes:**

2 tazas de tomates enlatados, sin sal

1 taza de porotos, pre cocidos

1 cebolla mediana, en trozos

1 cucharada de aceite de oliva

1 cucharadita de comino, molido

½ cucharadita de jengibre, molido

1 diente de ajo, molido

1 cucharadita de curry, molido

1 cucharadita de sal

**Preparación:**

Remojar los porotos por la noche o al menos 3 horas. Ponerlos en una olla de agua hirviendo y cocinar hasta que ablanden. Remover del fuego y colar. Dejar a un lado.

Precalentar el aceite en una olla a fuego medio/alto. Añadir el ajo, cebolla y jengibre. Cocinar por 3-4 minutos, hasta que trasluzca.

Agregar los tomates y porotos. Rociar con curry y hervir. Reducir el fuego al mínimo, tapar y cocinar por 20 minutos, hasta que espese.

Remover del fuego y dejar reposar.

**Información nutricional por porción:** Kcal: 253, Proteínas: 17.1g, Carbohidratos: 10.1g, Grasas: 16.3g

## 3.    Filete de Res Horneado

**Ingredientes:**

1 libra de filete de res, en trozos del tamaño de un bocado

¼ taza de harina común

2 taza de tomates enlatados, sin sal

¼ taza de apio fresco, en trozos finos

1 zanahoria grande, en trozos finos

1 cucharada de Salsa Worcestershire

2 cucharadas de aceite de oliva

½ cucharadita de sal

**Preparación:**

Precalentar el horno a 375°.

Esparcir la harina en una superficie limpia. Poner los trozos de carne y enharinarlos.

Precalentar el aceite en una sartén antiadherente a fuego medio/alto. Añadir la carne y cocinar hasta que dore.

Remover del fuego y transferir a una fuente de hornear grande. Reservar la sartén.

Añadir el apio, zanahoria, tomates, salsa y sal a la sartén, y cocinar por 5 minutos, revolviendo constantemente. Remover del fuego y verter esta mezcla sobre la carne.

Llevar al horno y cocinar por 1 hora, hasta que ablande bien.

**Información nutricional por porción:** Kcal: 253, Proteínas: 17.1g, Carbohidratos: 10.1g, Grasas: 16.3g

## 4.    Tortilla de Papa

**Ingredientes:**

1 taza de papas, sin piel y en cubos

2 pimientos rojos grandes, en trozos

1 cebolla grande, en trozos finos

1 cucharada de aceite vegetal

3 huevos grandes, batidos

½ cucharadita de sal

**Preparación:**

Poner las papas en una olla de agua hirviendo. Cocinar por 10 minutos, hasta que ablanden. Remover del fuego y colar. Dejar a un lado.

Precalentar el aceite en una sartén antiadherente grande a fuego medio/alto. Añadir las cebollas y pimientos, y cocinar por 4-5 minutos, hasta que ablanden.

Agregar las papas y continuar cocinando hasta que doren. Verter los huevos y rociar con sal a gusto. Cocinar por otros 4-5 minutos más y remover del fuego. Servir caliente.


**Información nutricional por porción:** Kcal: 191, Proteínas: 8.5g, Carbohidratos: 18.9g, Grasas: 9.8g

## 5.　　Filetes de Atún Calientes

### Ingredientes:

1 libra de filetes de atún, sin hueso

3 cucharadas de aceite de oliva extra virgen

¼ taza de vinagre balsámico

1 cucharada de Mostaza de Dijon

1 cucharada de miel, cruda

1 cucharada de romero fresco, en trozos finos

1 cucharadita de sal marina

### Preparación:

Combinar el aceite, vinagre, miel, mostaza, romero y sal en un tazón. Revolver bien y añadir los filetes de atún. Dejar reposar por 30 minutos.

Precalentar un grill a medio/alto. Colar los filetes y cocinar por 2-3 minutos.

Verter la marinada restante en una cacerola y hervir. Remover del fuego y verter sobre los filetes. Rociar con romero fresco.

Servir con vegetales al vapor.

**Información nutricional por porción:** Kcal: 431, Proteínas: 45.5g, Carbohidratos: 6.9g, Grasas: 23.9g

## 6.    Desayuno de Avena con Arándanos

**Ingredientes:**

1 taza de copos de avena

1 taza de leche sin nata

½ taza de arándanos frescos

1 cucharada de almendras, en trozos

1 cucharada de miel

1 cucharada de semillas de girasol

**Preparación:**

Combinar la avena y leche en un tazón grande. Calentar en un microondas y añadir la miel y almendras. Cubrir con arándanos y semillas de girasol. Servir inmediatamente.

**Información nutricional por porción:** Kcal: 278, Proteínas: 10.6g, Carbohidratos: 48.5g, Grasas: 5g

## 7. Ensalada Tibia de Brócoli y Champiñones

**Ingredientes:**

1 libra de brócoli fresco, recortado

4 onzas de champiñones, en trozos

½ taza de aceitunas verdes, sin carozo y en trozos

8 onzas de tomates cherry, en trozos

Para el aderezo:

5 cucharadas de aceite de oliva extra virgen

1 cucharada de vinagre de vino tinto

2 cucharadas de jugo de limón recién exprimido

1 diente de ajo, molido

½ cucharadita de sal marina

½ cucharadita de pimienta negra, molida

**Preparación:**

Combinar todos los ingredientes del aderezo y dejar reposar.

Poner el brócoli en una olla de agua hirviendo y cocinar por 2 minutos, hasta que ablande. Remover del fuego y colar bien. Dejar a un lado.

Hervir los champiñones al vapor por 3-4 minutos, hasta que ablanden.

Combinar el brócoli, champiñones, tomates y aceitunas en un tazón de ensalada grande. Verter el aderezo encima y revolver. Refrigerar por 20 minutos antes de servir.

**Información nutricional por porción:** Kcal: 176, Proteínas: 19.3g, Carbohidratos: 47.9g, Grasas: 76g

## 8.    Pasta Italiana

**Ingredientes:**

1 libra de pasta de trigo integral, pre cocida

1 cebolla grande, en cubos

1 taza de tomates, en cubos

1 taza de pasta de tomate

2 cucharadas de perejil fresco, picado

2 diente de ajo, molido

1 cucharadita de albahaca fresca, en trozos finos

1 hoja de laurel

¼ cucharadita de pimienta negra, molida

½ cucharadita de sal marina

½ cucharadita de orégano seco, molido

**Preparación:**

Cocinar la pasta usando las instrucciones del paquete. Remover del fuego y colar. Dejar a un lado.

Precalentar una sartén antiadherente grande a fuego medio/alto. Verter los tomates y añadir el ajo, cebolla, hoja de laurel, albahaca, pasta de tomate, sal y pimienta. Hervir, reducir el fuego al mínimo y tapar.

Cocinar por 1 hora, revolviendo ocasionalmente. Remover del fuego y verter sobre la pasta. Rociar con orégano y servir caliente.

**Información nutricional por porción:** Kcal: 399, Proteínas: 14.2g, Carbohidratos: 81.6g, Grasas: 2.7g

## 9.    Cazuela de Papas y Salmón

**Ingredientes:**

1 libra de filetes de salmón salvaje

1 libra de papas, sin piel y en rodajas

4 cucharadas de aceite de oliva

½ taza de caldo de pollo

2 cucharadas de vinagre balsámico

1 cucharada de eneldo fresco, en trozos finos

½ taza de crema agria

1 cucharada de rábano picante, rallado

½ cucharadita de sal

¼ cucharadita de pimienta negra, molida

**Preparación:**

Precalentar el horno a 375°.

Poner las papas en una olla de agua hirviendo y cocinar hasta que ablanden. Remover del fuego y colar. Dejar a un lado.

Tomar una fuente de hornear grande y esparcir las papas en una capa. Cubrir con los filetes y rociar con aceite de oliva y eneldo. Hornear por 20 minutos. Remover del horno y rociar con vinagre balsámico. Continuar cocinando 5 minutos más.

Mezclar la crema agria, rábano, sal y pimienta. Revolver bien y verter sobre la cazuela. Dejar reposar 10 minutos y servir.

**Información nutricional por porción:** Kcal: 280, Proteínas: 17.1g, Carbohidratos: 13.5g, Grasas: 18.2g

## 10.   Pastel Cremoso de Espinaca

**Ingredientes:**

10 onzas de espinaca fresca, en trozos

1o onzas de Queso cheddar, en cubos

2 tazas de queso Cottage, desmenuzado

4 cucharadas de manteca, derretida

5 cucharadas de harina común

6 huevos grandes, batidos

1 cucharadita de sal

**Preparación:**

Precalentar el horno a 375°.

Poner la espinaca en una olla de agua hirviendo y cocinar hasta que ablande. Remover del fuego y colar bien.

Combinar la espinaca, queso cheddar, queso Cottage, manteca, harina y huevos en un tazón grande. Rociar con sal y revolver para combinar.

Transferir a una fuente de hornear grande y llevar al horno. Cocinar por 1 hora, o hasta que los lados estén crujientes. Remover del horno y cortar en porciones.

Servir inmediatamente.

**Información nutricional por porción:** Kcal: 432, Proteínas: 30.5g, Carbohidratos: 10.4g, Grasas: 30g

## 11.    Batido de Naranja y Zanahoria

**Ingredientes:**

1 zanahoria grande, en trozos

2 naranjas grandes, sin piel

1 yema de huevo

1 taza de Yogurt griego

½ cucharadita de jengibre, molido

1 cucharada de almendras, en trozos

**Preparación:**

Combinar todos los ingredientes en una procesadora y pulsar. Transferir a vasos y refrigerar por 1 hora. Decorar con ralladura de limón y servir.

**Información nutricional por porción:** Kcal: 169, Proteínas: 12.1g, Carbohidratos: 21.4g, Grasas: 4.5g

## 12.　　Pasta Rigatoni con Alcachofas

## Ingredientes:

1 libra de rigatoni pasta

1 taza de corazones de alcachofa, en trozos

3 tazas de tomates enlatados, sin sal

4 cucharadas de aceite de oliva

1 diente de ajo, aplastado

1 cucharada de perejil fresco, picado

5 cucharadas de Queso parmesano, rallado

¼ cucharadita de pimienta negra, molida

½ cucharadita de sal

## Preparación:

Precalentar el aceite en una cacerola grande a fuego medio/alto. Añadir las alcachofas y verter los tomates. Rociar con perejil y revolver bien. Cocinar por 15-20 minutos, revolviendo ocasionalmente.

Mientras tanto, cocinar la pasta usando las instrucciones del paquete. Remover del fuego y colar bien. Transferir a un plato y verter la salsa encima. Revolver y rociar con queso, sal y pimienta gusto.

**Información nutricional por porción:** Kcal: 399, Proteínas: 14.2g, Carbohidratos: 81.6g, Grasas: 2.7g

## 13.   Brócoli al Vapor con Tomates

**Ingredientes:**

10 onzas de brócoli fresco, recortado

2 tazas de tomates cherry, por la mitad

1 taza de crema agria

4 cucharadas de leche sin nata

½ cucharadita de polvo de curry

2 tazas de Lechuga romana, en trozos

½ cucharadita de sal

¼ cucharadita de pimienta negra, molida

**Preparación:**

Cocinar el brócoli al vapor por 5-7 minutos, o hasta que esté blando. Dejar a un lado.

Mientras tanto, combinar la leche, crema agria, curry, sal y pimienta en un tazón. Verter sobre el brócoli y llevar a la nevera por al menos 2 horas.

En un plato, hacer una capa de lechuga y verter la mezcla de brócoli encima. Añadir los tomates y rociar con sal y pimienta.

**Información nutricional por porción:** Kcal: 139, Proteínas: 4.2g, Carbohidratos: 10g, Grasas: 10g

## 14.    Pollo Ahumado con Zanahorias y Papa

**Ingredientes:**

2 libras de pechugas de pollo, sin piel ni hueso

2 zanahorias grandes, en rodajas

1 papa grande, sin piel y en cubos

1 cucharada de pimentón ahumado

1 cucharadita de polvo de cebolla

1 cucharadita de tomillo seco

½ cucharadita de Pimienta cayena, molida

½ cucharadita de mezcla de sazón de vegetales

1 cucharada de perejil fresco, picado

½ cucharadita de pimienta negra, molida

5 cucharadas de aceite de oliva

**Preparación:**

Precalentar el horno a 450°.

Mezclar el pimentón ahumado, polvo de cebolla, tomillo seco, pimienta cayena, mezcla de sazón de vegetales, pimienta negra y 2 cucharadas de aceite de oliva en un tazón. Revolver bien y poner los filetes en la mezcla. Cubrir y dejar reposar por 30 minutos.

Mientras tanto, poner las papas y zanahorias en una olla de agua hirviendo. Rociar con sal y cocinar hasta que ablande. Remover del fuego y colar.

Transferir a una fuente de hornear grande y cubrir con la carne. Verter la marinada encima y añadir agua hasta cubrir el fondo. Llevar al horno y cocinar por 20-25 minutos.

Remover del horno y servir.

**Información nutricional por porción:** Kcal: 386, Proteínas: 39g, Carbohidratos: 12.3g, Grasas: 19.8g

## 15.    Ternera con Tomates Rellenos de Palta

**Ingredientes:**

1 libra de filetes de res magros, sin hueso

2 cucharadas de aceite de oliva

1 cucharadita de Pimienta cayena, molida

4 tomates grandes, sin centro

1 taza de avocado, sin piel, sin carozo y en trozos

1 pimiento verde mediano, en trozos

1 cucharadita de perejil fresco, picado

¼ cucharadita de ají picante, molido

¼ cucharadita de cilantro, en trozos finos

½ cucharadita de sal

¼ cucharadita de pimienta negra

**Preparación:**

Precalentar el aceite en una sartén grande a fuego medio/alto. Añadir la carne y rociar con pimienta cayena y sal. Cocinar por 4-5 minutos. Remover del fuego y dejar a un lado.

Combinar la palta, perejil, ají, cilantro, sal y pimienta en una procesadora. Pulsar y dejar a un lado.

Remover el interior de los tomates e insertar la mezcla de palta. Servir como un acompañante de la carne.

**Información nutricional por porción:** Kcal: 249, Proteínas: 20.2g, Carbohidratos: 8.6g, Grasas: 15.4g

## 16.    Vegetales Horneados

**Ingredientes:**

2 calabacines pequeños, sin piel y en trozos

1 taza de champiñones, en trozos

½ taza de tomates cherry, por la mitad

1 pimiento grande, en trozos

1 cebolla morada mediana, en rodajas

4 cucharadas de aceite de oliva

½ cucharadita de albahaca seca, molida

½ cucharadita de sal

¼ cucharadita de pimienta negra, molida

2 dientes de ajo, aplastados

½ cucharadita de orégano seco, molido

**Preparación:**

Precalentar el horno a 400°.

Combinar el aceite, sal, orégano, ajo, albahaca y pimienta en un tazón. Mezclar bien y verter en una fuente de hornear grande.

Añadir los vegetales y revolver para cubrir bien. Llevar al horno por 20 minutos.

Remover y servir.


**Información nutricional por porción:** Kcal: 167, Proteínas: 2.7g, Carbohidratos: 10.3g, Grasas: 14.4g

## 17. Paté de Pollo con Nueces Pecanas

### Ingredientes:

1 libra de filetes de pollo, en trozos del tamaño de un bocado

8 onzas de queso crema

1 taza nueces pecanas, en trozos finos

4 cucharadas de mayonesa

3 cucharadas de eneldo fresco, en trozos finos

2 dientes de ajo, molidos

½ cucharadita de sal

¼ cucharadita de Pimienta cayena, molida

1 cucharada de aceite de oliva

### Preparación:

Precalentar el aceite en una sartén grande a fuego medio/alto. Añadir la carne y cocinar por 5-7 minutos, hasta que dore. Remover del fuego y dejar a un lado.

Combinar el pollo con los otros ingredientes en una procesadora. Pulsar hasta que esté cremoso. Transferir a un plato y servir con pan o galletas.

**Información nutricional por porción:** Kcal: 385, Proteínas: 20.9g, Carbohidratos: 6.1g, Grasas: 31.7g

## 18.    Horneado Cremoso de Calabaza Amarilla

**Ingredientes:**

1 calabaza amarilla mediana, sin piel y sin semillas

1 taza de Queso cheddar, rallado

1 taza de crema agria

5 cucharadas de pan rallado

2 huevos grandes, batidos

2 cucharadas de harina común

½ cucharadita de sal

¼ cucharadita de pimienta negra, molida

**Preparación:**

Precalentar el horno a 375°.

Poner la calabaza en una olla de agua hirviendo y cocinar hasta que ablande. Remover del fuego y colar. Dejar a un lado.

Batir los huevos, crema agria, harina, sal y pimienta en un tazón.

Engrasar una fuente de hornear grande con aceite vegetal o spray de cocina. Añadir los trozos de calabaza y verter la mezcla de crema agria encima. Rociar con queso y pan rallado, y llevar al horno por 20 minutos.

**Información nutricional por porción:** Kcal: 419, Proteínas: 18.3g, Carbohidratos: 14.4g, Grasas: 32.6g

## 19.    Paella de Camarones

**Ingredientes:**

2 libras de camarones, limpios y sin vaina

1 taza de alcachofas, en trozos

1 pimiento rojo grande, en trozos

1 cebolla mediana, en trozos

1 taza de arroz negro

1 taza de guisantes descongelados

2 dientes de ajo, molidos

½ cucharadita de cúrcuma, molida

½ cucharadita de pimentón ahumado, molido

¼ cucharadita de sal

¼ cucharadita de pimienta negra, molida

**Preparación:**

Poner el arroz en una olla profunda. Añadir 3 tazas de agua y hervir. Reducir el fuego al mínimo y cocinar por 15 minutos. Remover y colar. Dejar a un lado.

Engrasar una sartén grande con aceite y precalentar a fuego medio/alto. Añadir la cebolla, ajo y pimiento. Cocinar por 3-4 minutos y agregar 3 tazas de agua. Rociar con pimentón ahumado y cúrcuma. Hervir, reducir el fuego al mínimo, tapar y cocinar por 15-20 minutos.

Añadir los camarones, guisantes y alcachofas. Cocinar por 10 minutos más y agregar el arroz. Cocinar otros 5 minutos y remover del fuego. Añadir más sal de ser necesario y servir.

**Información nutricional por porción:** Kcal: 258, Proteínas: 29.7g, Carbohidratos: 27.6g, Grasas: 2.7g

## 20. Hamburguesas de Papa y Zanahoria

**Ingredientes:**

1 taza de papas, sin piel y en trozos

1 taza de zanahorias, en cubos

2 huevos grandes, batidos

1 taza de pan rallado

1 cebolla pequeña, en cubos

3 cucharadas de harina común

2 cucharadas de aceite de oliva

½ cucharadita de sal

¼ cucharadita de Pimienta cayena, molida

**Preparación:**

Poner las papas y zanahorias en una olla de agua hirviendo y cocinar por 5 minutos. Remover del fuego y colar bien.

Combinar las papas, zanahorias, huevos, cebolla y pan rallado en un tazón. Rociar con sal y pimienta cayena, y revolver bien. Formar las hamburguesas y pasarlas por harina.

Precalentar el aceite en una sartén a fuego medio/alto. Freír las hamburguesas por 3-4 minutos de cada lado.

Servir con queso crema o carne.

**Información nutricional por porción:** Kcal: 358, Proteínas: 11.2g, Carbohidratos: 45.9g, Grasas: 14.7g

## 21.    Pollo de Rotisería

**Ingredientes:**

1 libra de pechugas de pollo, sin piel ni hueso

2 cucharadas de aceite de oliva

4 cucharadas de miel, cruda

1 cucharadita de pimentón ahumado, molido

3 dientes de ajo, molidos

1 cebolla mediana, en cubos

1 cucharadita de sal

¼ cucharadita de pimienta negra, molida

½ cucharadita de tomillo seco, molido

**Preparación:**

Precalentar el horno a 350°.

Combinar el aceite, pimentón, miel, cebolla, ajo, tomillo, sal y pimienta en un tazón. Revolver bien, y frotar esta marinada en la carne gentilmente.

Precalentar el grill a medio/alto. Cocinar la carne por 45 minutos. Usando un cepillo de cocina, remojar con marinada mientras se cocina.

Remover del fuego y servir inmediatamente.

**Información nutricional por porción:** Kcal: 474, Proteínas: 44.6g, Carbohidratos: 28.1g, Grasas: 20.7g

## 22.  Pez Espada con Vegetales

**Ingredientes:**

1 libra de filetes de pez espada, sin hueso

2 tomates medianos, en rodajas

4 onzas de champiñones, en rodajas

1 pimiento pequeño, en rodajas

1 cebolla pequeña, en trozos

2 cucharadas de aceite de oliva

2 cucharadas de jugo de limón recién exprimido

¼ cucharadita de eneldo seco, en trozos finos

½ cucharadita de sal

1 hoja de laurel

**Preparación:**

Precalentar el horno a 400°.

Combinar el aceite, champiñones, pimiento, cebolla, eneldo y jugo de limón en un tazón. Revolver bien para combinar y dejar a un lado.

En una fuente de hornear grande, esparcir papel aluminio. Poner los vegetales y cubrir con los filetes de pescado. Cubrir con otra pieza de papel aluminio y enrollar. Llevar al horno por 50-60 minutos.

**Información nutricional por porción:** Kcal: 217, Proteínas: 24.6g, Carbohidratos: 5.9g, Grasas: 10.5g

## 23.  Batido de Verdes y Cítricos

**Ingredientes:**

½ taza de espinaca fresca, en trozos

½ taza de col rizada fresca, en trozos

1 taza de remolacha, recortada

2 cucharadas de jugo de limón recién exprimido

2 cucharadas de jugo de naranja recién exprimido

½ taza de leche sin nata

2 cucharadas de miel líquida

**Preparación:**

Combinar la espinaca, col, remolacha, leche y miel en una procesadora. Pulsar y transferir a vasos. Añadir el jugo de limón y de naranja. Servir con cubos de hielo.

**Información nutricional por porción:** Kcal: 144, Proteínas: 4.4g, Carbohidratos: 32.7g, Grasas: 0.3g

## 24. Ensalada de Maíz y Palta

**Ingredientes:**

2 tazas de maíz, pre cocido

2 pimiento mediano, picado

1 palta madura, sin carozo, sin piel, y en trozos

1 manzana mediana, en trozos

3 cucharadas de aceite de oliva

1 cucharada de vinagre de vino tinto

2 cucharaditas de Mostaza de Dijon

½ cucharadita de sal

**Preparación:**

Poner el maíz en una olla de agua hirviendo y cocinar por 10 minutos. Remover del fuego y colar. Dejar a un lado.

Combinar el aceite, vinagre, mostaza y sal en un tazón. Revolver bien y dejar a un lado.

Combinar el maíz, pimiento, manzana y palta en un tazón de ensalada grande. Verter el aderezo encima y sacudir para cubrir.

Servir inmediatamente.

**Información nutricional por porción:** Kcal: 309, Proteínas: 4.3g, Carbohidratos: 31.2g, Grasas: 21.6g

## 25.   Portobellos al Provolone

### Ingredientes:

4 Portobello champiñones, sin ramas

4 onzas de Queso provolone, en rodajas

4 cucharadas de vinagre balsámico

1 cucharada de aceite de oliva extra virgen

2 dientes de ajo, molidos

1 cucharadita de orégano seco, molido

1 cucharadita de albahaca seca, molida

### Preparación:

Combinar el aceite, vinagre, ajo, albahaca y orégano en un tazón grande. Añadir los champiñones y cubrir bien. Dejar reposar por 15-20 minutos.

Mientras tanto, precalentar el grill a medio/alto. Engrasar el grill con la marinada, usando un cepillo de cocina.

Grillar los champiñones por 5-8 minutos. Rociar con queso en el último minuto. Esperar a que derrita y remover del grill.

Servir inmediatamente.

**Información nutricional por porción:** Kcal: 292, Proteínas: 17.7g, Carbohidratos: 6g, Grasas: 22.4g

## 26.    Cannellini con Atún

**Ingredientes:**

2 tazas de frijoles cannellini, pre cocidos

10 onzas de atún, desmenuzado

1 taza de tomates, en cubos

1 cebolla morada pequeña, en trozos

2 cucharadas de Mostaza de Dijon

2 cucharadas de jugo de limón recién exprimido

4 cucharadas de aceite de oliva

½ cucharadita de sal marina

¼ cucharadita de pimienta negra, molida

Un puñado de albahaca fresca

**Preparación:**

Remojar los frijoles por la noche.

Colar bien y poner en una olla profunda. Añadir 4 tazas de agua y cocinar hasta que ablanden. Remover del fuego y colar. Dejar a un lado.

Combinar el jugo de limón, mostaza, sal y pimienta en un tazón pequeño. Revolver bien y añadir el aceite gradualmente. Dejar a un lado.

Combinar los frijoles, atún, cebolla y tomates en un tazón mediano. Rociar con el jugo de limón y sacudir para cubrir.

Servir con albahaca fresca.

**Información nutricional por porción:** Kcal: 465, Proteínas: 33.2g, Carbohidratos: 47.4g, Grasas: 16.8g

## 27.    Sopa de Calabaza y Zanahoria

**Ingredientes:**

2 tazas de calabaza amarilla, en cubos

1 zanahoria mediana, en trozos

2 tazas de caldo de pollo

1 cebolla pequeña, en trozos

1 diente de ajo, molido

¼ cucharadita de Pimienta cayena, molida

1 cucharadita de polvo de curry, molido

1 cucharadita de aceite de oliva

½ cucharadita de sal

**Preparación:**

Precalentar el aceite en una sartén grande a fuego medio/alto. Añadir las cebollas y ajo y cocinar por 3 minutos. Verter el caldo de pollo y agregar la calabaza y zanahoria. Hervir y reducir el fuego. Tapar, y continuar cocinando 10 minutos más.

Transferir a una procesadora y pulsar hasta que esté cremosa. Retornar a la olla y añadir la pimienta cayena y curry. Revolver y calentar. Decorar con zanahoria rallada.

Servir inmediatamente.


**Información nutricional por porción:** Kcal: 70, Proteínas: 3.4g, Carbohidratos: 11.3g, Grasas: 1.8g

## 28.    Batido de Arándanos y Remolacha

**Ingredientes:**

1 taza de arándanos congelados

2 remolacha mediana, recortada

¼ taza de apio, en trozos

1 cucharada de miel

1 taza de Yogurt griego

1 cucharadita de linaza

**Preparación:**

Combinar los arándanos, remolacha, apio, miel y yogurt griego en una procesadora. Transferir a vasos y rociar con linaza.

**Información nutricional por porción:** Kcal: 130, Proteínas: 7.9g, Carbohidratos: 22.4g, Grasas: 1.8g

## 29.  Panqueques de Banana

**Ingredientes:**

1 taza de harina común

1 banana grande, en trozos

1 cucharadita de polvo de hornear

½ taza de leche sin nata

1 huevo grande

1 cucharada de aceite vegetal

¼ cucharadita de sal

**Preparación:**

Combinar la harina, polvo de hornear y sal en un tazón mediano. Revolver y dejar a un lado.

En otro tazón, combinar la leche, banana y huevo. Batir bien y verter en la mezcla de harina. Revolver hasta obtener una masa grumosa.

Precalentar el aceite en una sartén a fuego medio/alto. Verter 2 cucharadas de mezcla en la sartén y freír por 2-3 minutos de un lado y 1 minuto del otro. Repetir el proceso con la mezcla restante.

Servir los panqueques con jarabe de arce o miel.

**Información nutricional por porción:** Kcal: 409, Proteínas: 12.3g, Carbohidratos: 67.6g, Grasas: 10.1g

## 30.   Estofado de Pavo y Frijoles

**Ingredientes:**

10 onzas de filetes de pavo, en trozos del tamaño de un bocado

1 taza de frijoles blancos, remojados por la noche

½ taza de arroz blanco

1 cebolla morada pequeña, en cubos

1 zanahoria grande, en cubos

1 pimiento mediano, en trozos

1 taza de caldo vegetal

4 tazas de agua

¼ cucharadita de Salsa Tabasco

1 tallo de apio, en trozos

1 cucharadita de sal

2 cucharadas de aceite de oliva

¼ cucharadita de pimienta negra, molida

## Preparación:

Precalentar el aceite en una olla y añadir los trozos de carne. Cocinar por 5 minutos, o hasta que dore, revolviendo constantemente.

Añadir los otros ingredientes a la olla y hervir. Reducir el fuego al mínimo y tapar. Continuar cocinando por 3 horas.

Servir caliente.

**Información nutricional por porción:** Kcal: 211, Proteínas: 16g, Carbohidratos: 25g, Grasas: 5.3g

## 31. Avena con Mango y Anacardos

**Ingredientes:**

1 taza de copos de avena

½ taza de leche de coco

½ taza de mango, en trozos

3 cucharadas de anacardos, en trozos

2 cucharadas de coco rallado

**Preparación:**

Combinar la avena y leche de coco en un plato a prueba de fuego. Calentar el microondas y cubrir con trozos de mango. Rociar con coco y anacardos.

Servir inmediatamente.

**Información nutricional por porción:** Kcal: 435, Proteínas: 9.6g, Carbohidratos: 48.5g, Grasas: 24.9g

## 32.  Espagueti con Perca

**Ingredientes:**

1 libra de filetes de perca, sin hueso

8 onzas de espagueti

2 tazas de tomates enlatados, sin sal

2 cucharadas de perejil fresco, picado

2 dientes de ajo, molidos

2 cucharadas de jugo de limón recién exprimido

2 cucharadas de vinagre de sidra de manzana

2 cucharadas de aceite de oliva

½ cucharadita de Mezcla de sazón italiano

¼ cucharadita de pimienta negra, recién molida

**Preparación:**

Cortar los filetes en trozos del tamaño de un bocado y dejar a un lado.

Cocinar el espagueti usando las instrucciones del paquete. Remover del fuego, colar y dejar a un lado.

Precalentar el aceite en una sartén grande a fuego medio/alto. Añadir el ajo, vinagre y jugo de limón. Cocinar por 2 minutos, revolviendo constantemente.

Añadir el pescado y cocinar por 4 minutos. Verter los tomates y rociar con perejil, mezcla de sazón italiano y pimienta. Revolver bien y hervir. Remover del fuego y verter sobre el espagueti. Sacudir para combinar. Servir inmediatamente.

**Información nutricional por porción:** Kcal: 303, Proteínas: 28.5g, Carbohidratos: 28.4g, Grasas: 7.9g

## 33.   Ensalada de Espinaca y Frutillas

**Ingredientes:**

10 onzas de espinaca fresca, en trozos

10 de frutillas frescas, en trozos

1 cebolla pequeña, en rodajas

1 pepino pequeño, en rodajas

4 cucharadas de almendras, en trozos

Para el aderezo:

1 limón grande, exprimido

2 cucharadas de vinagre balsámico

1 cucharada de aceite de oliva

1 cucharadita de miel, cruda

**Preparación:**

Combinar los ingredientes del aderezo en un tazón y dejar a un lado.

Mientras tanto, combinar los ingredientes de la ensalada en un tazón grande y verter el aderezo encima. Sacudir para cubrir y refrigerar por 1 hora antes de servir.

**Información nutricional por porción:** Kcal: 115, Proteínas: 4.2g, Carbohidratos: 12g, Grasas: 6.9g

## 34.    Estofado de Lentejas y Zanahoria

**Ingredientes:**

1 taza de lentejas, remojadas por la noche

3 tazas de agua

1 cucharada de aceite de oliva

1 diente de ajo, aplastado

1 cebolla pequeña, en trozos

1 taza de tomates, en cubos

2 zanahorias medianas, en rodajas

2 tallos de apio medianos, en trozos

½ cucharadita de sal

¼ cucharadita de pimienta negra, molida

**Preparación:**

Remojar las lentejas por la noche, o al menos por 6 horas.

Precalentar el aceite en una olla a fuego medio/alto. Añadir el ajo y cebolla y freír por 4 minutos.

Agregar los tomates y cocinar por 1 minuto, luego añadir las zanahorias, apio, lentejas y agua. Rociar con sal y pimienta, y revolver bien. Puede agregar ají picante si lo desea.

Hervir y reducir el fuego al mínimo. Tapar y cocinar por 1 hora, o hasta que las lentejas ablanden.

**Información nutricional por porción:** Kcal: 153, Proteínas: 8.9g, Carbohidratos: 23.9g, Grasas: 2.7g

## 35. Galletas Suaves

**Ingredientes:**

1 taza de harina de pastel

½ taza de polvo de cacao, crudo

4 huevos grandes

2 cucharaditas de extracto de vainilla

½ taza de manteca

1 cucharada de miel

**Preparación:**

Precalentar el horno a 350°.

Derretir la manteca en un microondas o sartén. Batir con los huevos, cacao, miel y extracto de vainilla. Añadir la harina y revolver bien para combinar.

Formar las galletas y ponerlas en una fuente de hornear grande engrasada.

Llevar al horno y cocinar por 20-25 minutos. Remover y dejar enfriar.

**Información nutricional por porción:** Kcal: 323, Proteínas: 9.2g, Carbohidratos: 22.5g, Grasas: 23.8g

## 36.    Pollo Marroquí

### Ingredientes:

1 libra de pechugas de pollo, sin piel, sin hueso, y en trozos

1 calabacín pequeño, en trozos

2 pimiento mediano, en trozos

2 tazas de tomates, en cubos

10 aceitunas verdes, sin carozo y por la mitad

1 cucharada de aceite de oliva

½ cucharadita de canela, molida

1 cucharadita de comino, molido

1 cucharadita de ralladura de limón fresca

½ cucharadita de sal

### Preparación:

Precalentar el aceite en una sartén grande a fuego medio/alto. Añadir los trozos de pollo y cocinar por 5 minutos.

Agregar los otros ingredientes y 1 taza de agua. Cocinar por 20 minutos, hasta que espese.

Remover del fuego y servir caliente.

**Información nutricional por porción:** Kcal: 206, Proteínas: 23.3g, Carbohidratos: 7.3g, Grasas: 9.4g

## 37. Bolas de Queso y Zanahoria

## Ingredientes:

2 tazas de zanahorias, ralladas

8 onzas de queso crema

2 taza de Queso cheddar, rallado

1 cucharadita de Salsa Worcestershire

2 cucharadas de perejil fresco, picado

2 onzas de nueces pecanas, en trozos finos

2 onzas de almendras, en trozos finos

## Preparación:

Combinar el queso cheddar, queso crema, salsa y zanahorias en un tazón grande. Revolver bien. Cubrir y refrigerar por 1 hora.

Formar las bolas y pasarlas por las nueces pecanas. Envolver en papel encerado y refrigerar por 2 horas antes de servir.

**Información nutricional por porción:** Kcal: 360, Proteínas: 13.4g, Carbohidratos: 7.5g, Grasas: 31.9g

## 38. Arroz Verde

**Ingredientes:**

2 tazas de arroz blanco

10 onzas de espinaca fresca, en trozos

5 cucharadas de Queso parmesano, rallado

5 cucharadas de aceite de oliva

2 dientes de ajo, molidos

4 cucharadas de almendras, en trozos

4 cucharadas de perejil fresco, picado

½ cucharadita de sal

¼ cucharadita de pimienta negra, molida

**Preparación:**

Poner el arroz en una olla profunda. Añadir 5 tazas de agua y hervir. Reducir el fuego al mínimo, tapar y continuar cocinando por 15 minutos. Remover del fuego y transferir a un tazón. Dejar a un lado.

Combinar la espinaca, queso, aceite, ajo, almendras, sal y pimienta en una procesadora. Pulsar hasta que esté cremoso y verter sobre el arroz. Revolver y rociar con perejil.

Servir inmediatamente.

**Información nutricional por porción:** Kcal: 582, Proteínas: 14.1g, Carbohidratos: 79.1g, Grasas: 24.1g

## 39.  Pan Tostado con Champiñones

**Ingredientes:**

1 taza de champiñones, en trozos

1 taza de zanahorias, en rodajas

1 cucharada de perejil fresco, picado

1 cucharada de aceite de oliva

2 dientes de ajo, molidos

1 cebolla pequeña, en trozos

12 rebanadas de pan, tostado

**Preparación:**

Precalentar el aceite en una sartén grande a fuego medio/alto. Añadir la cebolla y ajo, y freír por 4 minutos. Agregar los champiñones y cocinar por 10 minutos más. Reducir el fuego y añadir el perejil. Cocinar por otro minuto y remover del fuego. Dejar a un lado.

Tostar el pan. Poner la mezcla de champiñones entre dos rebanadas y servir.

**Información nutricional por porción:** Kcal: 582, Proteínas: 14.1g, Carbohidratos: 79.1g, Grasas: 24.1g

## 40.   Huevos Rellenos con Garbanzos

### Ingredientes:

4 huevos grandes, hervidos

½ taza de garbanzos, pre cocidos

1 cucharada de Yogurt griego

1 cucharadita de Mostaza de Dijon

1 diente de ajo, molido

### Preparación:

Poner los garbanzos en una olla de agua hirviendo. Cocinar hasta que ablanden, remover del fuego y colar bien. Dejar a un lado.

Poner los huevos en una olla de agua hirviendo. Añadir una pizca de sal y cocinar por 10 minutos. Remover del fuego, dejar enfriar y luego pelarlos.

Cortar los huevos por la mitad y desechar las yemas. Dejar a un lado.

Combinar los garbanzos, yogurt, mostaza y ajo en una procesadora. Pulsar hasta que esté cremoso. Verter esta mezcla en las mitades de huevo. Servir inmediatamente.

**Información nutricional por porción:** Kcal: 397, Proteínas: 31.5g, Carbohidratos: 35.4g, Grasas: 14.9g

## 41.    Okra con Arroz

**Ingredientes:**

2 tazas de okra fresca, en trozos

2 tazas de caldo de pollo

2 tazas de tomates enlatados

1 pimiento grande, en trozos

1 cebolla pequeña, en trozos

1 taza de arroz blanco

½ cucharadita de sal

¼ cucharadita de Pimienta cayena, molida

½ cucharadita de pimienta negra, molida

1 cucharada de aceite de oliva

**Preparación:**

Precalentar el aceite en una sartén antiadherente grande a fuego medio/alto. Añadir la okra y cocinar por 5 minutos. Agregar la cebolla y pimientos y cocinar hasta que ablanden.

Verter el caldo de pollo y añadir el arroz. Hervir, reducir el fuego al mínimo y tapar. Continuar cocinando por 15-20 minutos. Agregar los tomates y rociar con pimienta cayena, pimienta negra y sal a gusto. Cocinar 2 minutos más.

Remover del fuego y servir caliente.

**Información nutricional por porción:** Kcal: 155, Proteínas: 4.6g, Carbohidratos: 27.9g, Grasas: 2.8g

## 42.   Batido de Arándanos Agrios y Miel

**Ingredientes:**

½ taza de arándanos agrios congelados

1 huevo grande

1 cucharadita de extracto de vainilla

1 taza de Yogurt griego

1 cucharada de miel

Unas hojas de menta

**Preparación:**

Combinar todos los ingredientes en una licuadora y pulsar. Transferir a vasos, decorar con hojas de menta y añadir cubos de hielo para servir.

**Información nutricional por porción:** Kcal: 159, Proteínas: 12.5g, Carbohidratos: 15.3g, Grasas: 4.4g

## 43.    Tortilla de Pimiento y Papa

**Ingredientes:**

1 papa pequeña, sin piel y en rodajas finas

1 pimiento pequeño, en trozos

1 cebolla pequeña, en trozos

5 huevos grandes

4 cucharadas de Queso gouda, rallado

½ cucharadita de Sal Himalaya

¼ cucharadita de pimienta negra, molida

**Preparación:**

Precalentar el horno a 375°.

Precalentar el aceite en una sartén a fuego medio/alto. Añadir la papa, pimiento y cebolla, y cocinar por 5 minutos, hasta que ablande. Remover del fuego y transferir a una cazuela pequeña.

Batir los huevos, sal y pimienta en un tazón, y verter sobre los vegetales. Llevar al horno y cocinar por 20 minutos, hasta que los huevos estén listos. Remover del horno y cortar en porciones.

**Información nutricional por porción:** Kcal: 239, Proteínas: 16g, Carbohidratos: 16.2g, Grasas: 12.6g

## 44.    Cuscús con Vegetales

**Ingredientes:**

1 taza de cuscús

2 tazas de caldo de pollo

1 cebolla pequeña, en trozos

1 pimiento mediano, en trozos

1 tallo de apio mediano, en trozos

2 dientes de ajo, aplastados

1 cucharada de perejil fresco, picado

½ cucharadita de sal

¼ cucharadita de ají picante, molido

1 cucharada de aceite de oliva

**Preparación:**

Precalentar el aceite en una sartén grande a fuego medio/alto. Añadir la cebolla, pimiento, apio y ajo. Cocinar por 4 minutos.

Verter el caldo y hervir. Añadir el cuscús y revolver bien. Cocinar por 1 minuto y remover del fuego. Dejar reposar por 15 minutos y espumar con un tenedor.

**Información nutricional por porción:** Kcal: 232, Proteínas: 8.6g, Carbohidratos: 38.6g, Grasas: 4.6g

## 45.    Estofado de Carne de Cocción Lenta

**Ingredientes:**

1 libra de filete de res, en trozos del tamaño de un bocado

2 tazas de tomates enlatados

1 cucharada de aceite de oliva

4 onzas de champiñones, en trozos

4 cucharadas de pasta de tomate

1 cebolla pequeña, en trozos

2 dientes de ajo, aplastados

½ cucharadita de sal

¼ cucharadita de pimienta negra, molida

**Preparación:**

Engrasar una olla a presión con aceite. Poner los trozos de carne en el fondo. Añadir los tomates, champiñones, cebolla y ajo. Agregar agua hasta cubrir los ingredientes. Sellar la tapa y cocinar por 8-10 horas.

Remover del fuego, destapar y añadir la pasta de tomate. Cocinar 10 minutos más, revolviendo ocasionalmente.

Servir caliente.

**Información nutricional por porción:** Kcal: 229, Proteínas: 29.6g, Carbohidratos: 7.8g, Grasas: 8.7g

## 46. Pasta con Atún

**Ingredientes:**

1 libra de pasta de trigo integral, pre cocida

1 can de atún, desmenuzado

5 onzas de frijoles verdes

5 onzas de alcachofas, en trozos

4 cucharadas de Queso parmesano, rallado

1 cucharada de jugo de limón recién exprimido

½ cucharadita de sal

¼ cucharadita de pimienta negra, recién molida

**Preparación:**

Cocinar la pasta usando las instrucciones del paquete. Remover del fuego y colar bien.

Poner los frijoles y alcachofas en una olla de agua hirviendo. Cocinar hasta que ablanden y remover del fuego. Colar bien y transferir a un tazón grande. Añadir el atún y rociar con sal y pimienta. Revolver bien. Verter la mezcla en el tazón con pasta y sacudir bien para cubrir. Rociar con jugo de limón y cubrir con queso parmesano.

**Información nutricional por porción:** Kcal: 456, Proteínas: 25.3g, Carbohidratos: 72.3g, Grasas: 7.5g

## 47.    Pan Pita Relleno

**Ingredientes:**

1 taza de broccoli, en trozos

1 taza de Queso suizo, rallado

½ taza de coliflor, en trozos

1 zanahoria mediana, en rodajas

1 cebolla pequeña, en trozos

1 taza de tomates, en cubos

1 cucharada de manteca

¼ cucharadita de orégano seco, molido

4 pan pita entero, por la mitad

**Preparación:**

Derretir la manteca en una sartén antiadherente grande a fuego medio/alto. Añadir el brócoli, zanahoria, coliflor y cebolla. Cocinar por 4 minutos. Remover del fuego y transferir a un tazón grande. Añadir los tomates, queso, y rociar con orégano. Sacudir bien para combinar y verterlo en las mitades de pan pita.

Servir inmediatamente.

**Información nutricional por porción:** Kcal: 326, Proteínas: 14.4g, Carbohidratos: 42g, Grasas: 11.3g

## 48.    Omelette Cremoso

**Ingredientes:**

6 huevos grandes, batidos

1 pimiento rojo grande, picado

½ taza de queso crema

1 cucharada de manteca

3 cucharadas de chalotes, picados

1 cucharada de Queso parmesano, rallado

½ cucharadita de orégano seco, molido

½ cucharadita de sal marina

¼ cucharadita de pimienta negra, molida

**Preparación:**

Batir los huevos, queso, chalotes, orégano, sal y pimienta en un tazón.

Derretir la manteca en una sartén grande a fuego medio/alto. Añadir los pimientos y cebolla y cocinar por 3-

4 minutos. Verter la mezcla de huevo y cocinar por 5 minutos más, hasta que los huevos estén listos.

Remover del fuego, doblar el omelette y servir.

**Información nutricional por porción:** Kcal: 532, Proteínas: 27.6g, Carbohidratos:10.5g, Grasas: 43.2g

## 49.    Avena con Ananá

### Ingredientes:

1 taza de copos de avena

½ taza de trozos de ananá

½ taza de leche sin nata

½ cucharadita de canela, molida

Unas hojas de menta, en trozos

### Preparación:

Combinar la avena y leche, y calentarla en un microondas. Añadir la canela y cubrir con ananá. Rociar con menta fresca y servir inmediatamente.

**Información nutricional por porción:** Kcal: 532, Proteínas: 27.6g, Carbohidratos:10.5g, Grasas: 43.2g

## 50.  Salmón Escalfado con Zanahorias

**Ingredientes:**

1 libra de filetes de salmón

1 cebolla pequeña, en rodajas

1 zanahoria mediana, en rodajas

2 cucharadas de jugo de limón recién exprimido

2 cucharadas de aceite de oliva

1 cucharada de eneldo fresco, en trozos finos

4 tazas de agua

½ cucharadita de sal

¼ cucharadita de pimienta negra, molida

**Preparación:**

Precalentar el horno a 375°.

Verter el agua en una olla profunda. Añadir la cebolla, zanahoria, jugo de limón, aceite, eneldo, sal y pimienta. Hervir y reducir el fuego. Cocinar por 5 minutos más y remover del fuego.

Poner el salmón en una fuente de hornear grande. Verter la mezcla hecha previamente encima. Cubrir con tapa o papel aluminio.

Llevar al horno por 15-20 minutos. Remover del fuego y servir.

**Información nutricional por porción:** Kcal: 130, Proteínas: 12.9g, Carbohidratos: 2.2g, Grasas: 8.1g

# OTROS TITULOS DE ESTE AUTOR

70 Recetas De Comidas Efectivas Para Prevenir Y Resolver Sus Problemas De Sobrepeso: Queme Calorías Rápido Usando Dietas Apropiadas y Nutrición Inteligente

Por
Joe Correa CSN

48 Recetas De Comidas Para Eliminar El Acné: ¡El Camino Rápido y Natural Para Reparar Sus Problemas de Acné En 10 Días O Menos!

Por
Joe Correa CSN

41 Recetas De Comidas Para Prevenir el Alzheimer: ¡Reduzca El Riesgo de Contraer La Enfermedad de Alzheimer De Forma Natural!

Por
Joe Correa CSN

70 Recetas De Comidas Efectivas Para El Cáncer De Mama: Prevenga Y Combata El Cáncer De Mama Con una Nutrición Inteligente y Alimentos Poderosos

Por
Joe Correa CSN

www.ingramcontent.com/pod-product-compliance
Lightning Source LLC
Chambersburg PA
CBHW051031030426
42336CB00015B/2814